Dieta para la artritis En español/ Arthritis Diet In Spanish:

Dieta antiinflamatoria para el alivio del dolor de artritis

Tabla de Contenido

que les pueda ocurrir después de haber realizado la información aquí descrita.

Además, la información de las páginas siguientes está destinada únicamente a fines informativos y, por lo tanto, debe considerarse como universal. Como corresponde a su naturaleza, se presenta sin garantía de su validez prolongada o de su calidad provisional. Las marcas registradas que se mencionan se hacen sin consentimiento por escrito y de ninguna manera pueden ser consideradas como un endoso del titular de la marca registrada.

Capítulo 1: Introducción

Felicitaciones por comprar la dieta para la artritis y gracias por hacerlo.

Si ha comprado este libro, es posible que usted o un ser querido tengan síntomas de artritis y dolor en las articulaciones. Tal vez incluso tenga inflamación y le hayan diagnosticado una enfermedad inflamatoria. Si ese es el caso, podemos entender lo difícil que es para usted y simpatizamos con usted. Este libro es una excelente lectura introductoria para aprender sobre los síntomas del dolor articular y la artritis, así como sobre cómo la inflamación afecta al cuerpo. Explica estas condiciones para que pueda familiarizarse con ellas y pueda reconocer fácilmente los síntomas que pueden estar atormentándole. Ya sea que experimente dolor, rigidez de las articulaciones o que tenga una función motora limitada, la artritis puede afectar a cada individuo de manera diferente. Puede ser una lucha tratar de descubrir cómo evitar el dolor a medida que se interrumpe su rutina diaria normal. Ya sea que sea anciano o no, la artritis puede requerir un cambio en el estilo de vida, tal vez limitando las actividades que alguna vez hizo regularmente y obstaculizando un estilo de vida activo.

Este libro también tocará las posibles causas de la artritis. Aunque hay algunas investigaciones para demostrar que la artritis reumatoide puede ser genética y estar vinculada a ciertos genes, no todos los tipos de artritis ocurren de esta manera. Si alguien en su familia como sus padres o hermanos tiene artritis, es más probable que también tenga la enfermedad. Pero la artritis en sí misma puede manifestarse de muchas maneras dependiendo del estilo de vida que esté viviendo. Las personas que tienen trabajos extremadamente físicos como atletas profesionales o especialistas en acrobacias pueden desarrollar artritis a una edad más temprana debido a los impactos en su cuerpo. Incluso las personas que realizan trabajos de mano de obra y repiten constantemente los mismos gestos o movimientos durante su jornada laboral pueden tener artritis en esas articulaciones. Junto con el estilo de vida, su historial médico también juega un papel importante. Si ha tenido lesiones óseas previas, incluso con el tratamiento adecuado y el tiempo de curación, es posible que el hueso y el cartílago no se reparen bien. De hecho, es imposible que la reparación sea como antes, y cualquier fractura o pequeñas hendiduras pueden hacer que el hueso sea vulnerable a futuras fracturas. Las personas que también han luchado contra infecciones virales o bacterianas, como meningitis o infecciones por estafilococos, también son vulnerables debido a sus huesos debilitados y más frágiles. Debido a esto, pueden encontrarse atormentados de dolor en las articulaciones y artritis más temprano en su vida.

Cuando se trata de artritis e inflamación, probablemente se esté preguntando qué puede hacer para curar estos dolores y molestias. Parte de esto es una degradación natural del cuerpo, pero hay muchas opciones de tratamiento que pueden funcionar para aliviar las molestias. La medicación ha avanzado a pasos agigantados. Ya sea que simplemente esté tomando medicamentos de venta libre o narcóticos más fuertes, es importante que primero se realice un examen médico y hable con su médico de atención primaria sobre su cuidado individual del dolor. También hay terapias individualizadas a las que puede asistir regularmente. Ya sea que participe en terapia tradicional, terapia de agua o una clase de ejercicio, es importante que el ejercicio y un estilo de vida activo se conviertan en parte de su vida, para que sus articulaciones no se vuelvan aún más frágiles por falta de uso.

Este libro aborda los cambios que puede hacer en su dieta para reducir el dolor de artritis y los brotes de inflamación. La investigación indica fuertemente que tener una dieta equilibrada llena de una variedad de alimentos es más saludable para las personas que luchan contra la artritis. Cuanta más variedad consuma, más ingiere naturalmente diferentes vitaminas y minerales que su cuerpo puede carecer. ¡La mayoría de las veces, el cuerpo procesa estos nutrientes mucho mejor como un alimento en lugar de suplementos vitamínicos de venta libre! Tomar una píldora puede sonar más fácil, pero agregar una vitamina o nutriente a sus comidas podría brindarle los mejores beneficios.

Es importante incluir frutas, verduras, lácteos y granos en su dieta. Cada grupo de alimentos proporciona una variedad de vitaminas y fibra para fortalecer sus huesos. Cuando se trata de ajustar su dieta, también es necesario eliminar los bocadillos procesados azucarados y salados. En cambio, intente agregar bocadillos saludables a su dieta como frijoles, nueces o yogur. Se ha demostrado que todo esto es muy satisfactorio e incluso puede ayudar si está tratando de perder peso. ¡El yogur incluso se considera un superalimento porque contiene tantos probióticos que pueden ayudar a su digestión! También proporcionamos más de una docena de deliciosas recetas de batidos que consisten solo en ingredientes saludables que luchan contra la inflamación. ¡Estas golosinas son tan deliciosas que ni siquiera recordará todos los beneficios para la salud asociados con ellas! ¡Es tan simple como reunir sus ingredientes y pulsar su licuadora durante unos minutos!

Esperamos que este libro sea útil para usted y responda sus preguntas sobre una dieta saludable para reducir los síntomas de artritis e inflamación. ¡Gracias por leer!

Capítulo 2: ¿Qué son la artritis y la inflamación?

Si sufres de artritis e inflamación articular, lo más probable es que ya esté familiarizado con los términos y conceptos clave detrás de ellos. Para otros lectores, este capítulo proporcionará una introducción sobre cuáles son exactamente estas condiciones.

La inflamación es una parte necesaria del proceso de curación del cuerpo. Puede recordar por la biología de la escuela secundaria que los glóbulos blancos del cuerpo y las células del sistema inmunológico trabajan en este sistema para combatir las bacterias y las infecciones por nosotros. La inflamación ocurre naturalmente cuando el cuerpo está luchando contra la infección. Pero con algunas enfermedades, el sistema inmunológico del cuerpo desencadena una respuesta inflamatoria incluso cuando no hay infección contra la cual luchar. Estas enfermedades se denominan colectivamente enfermedades autoinmunes y pueden ser muy perjudiciales. Debido a que el cuerpo se gira por sí mismo por error y lucha contra el tejido sano normal, puede dañar en gran medida el sistema de una persona si no se diagnostica y trata adecuadamente.

La artritis es un término que comúnmente se refiere a la inflamación de las articulaciones o los tejidos que hacen sonar las articulaciones del cuerpo. La artritis misma se refiere a casi 200 afecciones en el espectro médico. Los tipos de artritis más conocidos son la artritis reumatoide (AR), la osteoartritis, la fibromialgia o el lupus. Los síntomas comunes de la artritis pueden incluir rigidez, hinchazón o dolor en las articulaciones o alrededor de las articulaciones, pero ciertas formas de artritis, como el lupus, pueden afectar los órganos del cuerpo y causar estragos en todo el cuerpo. Según los Centros para el Control y la Prevención de Enfermedades (CDC), más de 50 millones de estadounidenses tienen algún tipo de artritis. Aunque esta afección se asocia comúnmente con los ancianos, puede afectar a personas de todas las edades, incluso a niños pequeños, dependiendo de la dolencia que les hayan diagnosticado.

La artritis puede ser una variedad de síntomas, y difiere en cómo afecta a una persona individual en sus actividades cotidianas. Algunas personas pueden experimentar dolor intenso en las articulaciones y sentir que su rutina se ve gravemente afectada, lo que limita sus movimientos y actividades. La artritis severa puede dificultarle incluso levantar los brazos y las piernas. Los que tienen síntomas limitados pueden luchar más allá del tintineo de los nudillos o la hinchazón que sienten. Puede haber una disminución del rango de movimiento a medida que se desarrolla más artritis, junto con síntomas de dolor, hinchazón y enrojecimiento en las articulaciones.

La artritis reumatoide se clasifica como un trastorno autoinmune, o un trastorno en el que el cuerpo se enciende y ataca sus propios tejidos. El sistema inmunológico del cuerpo ataca la cápsula articular, que es una membrana dura que cubre y protege todas las articulaciones de nuestro cuerpo. El revestimiento se inflama con el ataque y una persona experimentará los síntomas comunes de hinchazón y dolor en las articulaciones. Esta enfermedad es compleja de diagnosticar porque puede comenzar tan inocentemente con solo un ligero dolor o hinchazón en las manos o muñecas. Podríamos pasarlo como el tipo habitual de dolores y molestias. Pero la artritis reumatoide es una enfermedad progresiva. Si la enfermedad progresa sin tratamiento, el cuerpo puede incluso destruir el cartílago y el hueso dentro de la articulación. La inflamación puede extenderse a otras partes del cuerpo y causar discapacidad grave. Si se notan los primeros síntomas y parecen empeorar progresivamente, un médico realizará los exámenes y pruebas necesarios para determinar si las articulaciones se han erosionado y en qué medida. Este tipo de artritis parece darse en familias y la investigación lo ha encontrado vinculado a dos marcadores genéticos. Fumar también parece exacerbar esta artritis. Factores ambientales como la obesidad, los eventos estresantes y la exposición a virus o bacterias también pueden causar que una persona desarrolle artritis reumatoide.

La artritis idiopática juvenil es un tipo de artritis reumatoide que afecta a los niños. Según los datos del censo de 2015, casi 1 de cada 2,000 niños tiene esta enfermedad. Si un paciente ha sido diagnosticado antes de los 16 años, se cuenta como artritis juvenil. Debido a la corta edad, esta enfermedad puede ser aún más difícil de identificar en adultos jóvenes, por lo que los médicos pueden ver su historial médico para ver si han luchado contra otras enfermedades o infecciones. Los pacientes con cáncer juvenil tenderán a tener esta artritis debido a la debilidad de sus huesos. Casi el 10% de los pacientes con artritis juvenil son sistémicos que afectan todo el cuerpo con síntomas como fiebre, cojera e hinchazón y rigidez de las articulaciones.

La osteoartritis es la forma de artritis degenerativa más común, especialmente en los ancianos. Según los Centros para el Control y la Prevención de Enfermedades, más de 30 millones de estadounidenses se ven afectados por esta enfermedad. Este tipo de artritis no tiene inflamación como un papel importante en él. Tampoco los tipos de artritis como la fibromialgia o el dolor muscular común de espalda o cuello. Pero la artritis reumatoide, la gota y el lupus son todas enfermedades de artritis asociadas con inflamación en las articulaciones. Esto significa que la inflamación de las articulaciones no se mantiene localizada y, en cambio, puede dañar otras articulaciones o el hueso subyacente, incluso encender los músculos del cuerpo y otros órganos.

Aunque la artritis infantil no es tan común, la artritis juvenil aún puede ocurrir, especialmente en niños que han estado expuestos a infecciones bacterianas o virales. Tienden a mostrar síntomas mucho antes debido a estas infecciones y pueden haber tenido un daño permanente en sus articulaciones. Lamentablemente, no existe una cura, pero si se detecta y se trata temprano, los síntomas se pueden controlar y contener a través de medicamentos y terapia. Si se notan los síntomas y no mejoran, es importante que un médico realice un examen médico completo para evaluar cualquier daño y degradación de las articulaciones.

La inflamación es un proceso natural del cuerpo que ocurre para combatir enfermedades, infecciones o agentes patógenos que intentan atacar al cuerpo. El sistema inmunitario se prepara para un ataque contra las células invasoras y el cuerpo usa la inflamación para combatir cualquier químico o irritante. La inflamación aguda, o inflamación que solo es temporal, es normal y un signo de un cuerpo sano que lucha. Por ejemplo, si se ha cortado el dedo, puede sentir una sensación de hinchazón allí, y el área se ve roja e hinchada. Esa es una señal de que su cuerpo está enviando células a toda marcha para curar la herida. Pero cuando la inflamación comienza a ocurrir sin ninguna infección o herida, es una señal de que el cuerpo está recibiendo señales mixtas. La inflamación crónica que ocurre durante un largo período de tiempo puede incluso dañar los órganos internos si no se trata. Existen diferentes enfermedades inflamatorias que pueden afectar el corazón (miocarditis), los riñones (nefritis), los ojos (iritis) e incluso los músculos y los vasos sanguíneos (vasculitis). Puede ocurrir en múltiples sitios y puede ser trágico si se detecta demasiado tarde. La inflamación en los pulmones también es muy grave y puede provocar afecciones como asma y bronquitis. Cuando los pulmones se inflaman, las vías respiratorias se contraen y la respiración se vuelve más difícil. Imagínese si acaba de terminar una carrera o hacer ejercicio, y cómo está jadeando por respirar. Con la inflamación de los pulmones, la respiración de los pacientes puede agitarse así sin siquiera ejercitarse o esforzarse.

Los síntomas de la artritis inflamatoria no solo ocurren en las articulaciones. Los pacientes pueden experimentar otros síntomas importantes y es importante que se les diagnostique lo antes posible. Junto con el dolor en las articulaciones, podría haber otro dolor corporal y fatiga constante a medida que el cuerpo intenta luchar contra la inflamación. Los tratamientos incluyen una combinación de ejercicio y medicamentos para ayudar a los pacientes a reducir el dolor que afecta sus vidas. La gota y el lupus son dos formas comunes de enfermedad inflamatoria. El lupus puede afectar muchas partes del cuerpo, como las muñecas, las rodillas y las manos.

La artritis inflamatoria puede ser especialmente debilitante porque afecta a muchas partes del cuerpo. Junto con el dolor físico, una persona puede experimentar estrés psicológico al enfrentar sus síntomas y la falta de control corporal. Las personas en la fuerza laboral pueden tener que dejar su trabajo debido al dolor y continuar con la discapacidad. Es importante que, junto con la medicina y la fisioterapia, los pacientes también tengan acceso a recursos de salud mental a medida que se adaptan a los cambios en su vida. A menudo, las enfermedades graves relacionadas con la inflamación y la artritis pueden causar depresión, trastornos del estado de ánimo o insomnio. Un estudio de 2015 publicado en JAMA Psychiatry encontró que los pacientes con depresión tenían más del 30% de inflamación cerebral. La educación sobre la enfermedad y el asesoramiento de un terapeuta con licencia son recursos que el consultorio de su médico a menudo puede recetarle.

También es beneficioso tener un buen sistema de apoyo para ayudar a hacer ajustes en el estilo de vida y mantener a los pacientes optimistas y sintiéndose positivos.

Lo importante a tener en cuenta sobre tener y vivir con artritis es que todo su estilo de vida debe adaptarse a la enfermedad. A medida que ajusta su estilo de vida para hacer frente al dolor y la rigidez de sus articulaciones, debe tomar medidas positivas para mantener su actividad y hábitos alimenticios saludables para combatir sus síntomas.

Se ha demostrado que el ejercicio moderado es útil para controlar el dolor. Perder peso también podría ser algo que su médico le recomiende si tiene kilos de más que estresan sus articulaciones. También es importante comer una dieta saludable que contenga muchas frutas y verduras frescas. Este libro proporcionará información sobre qué alimentos pueden ayudar a combatir los síntomas de artritis e inflamación. Si eliminó con éxito los bocadillos salados o azucarados de su dieta, podemos brindarle algunas ideas geniales sobre qué comenzar a comer, como nueces y granola. Incluso agregar algunos ingredientes simples a sus pasos de preparación de alimentos como jengibre, ajo, polvo de cúrcuma y usar aceite de oliva virgen extra puede ayudarlo a obtener las propiedades beneficiosas que ofrecen estos alimentos.

Capítulo 3: Las causas de la artritis

Hay muchos factores de riesgo asociados con la artritis. Algunos tipos de artritis se presentan en familias, y es más probable que desarrolle artritis si sus padres o hermanos también la tienen. La investigación sobre la artritis reumatoide ha encontrado que está relacionada con marcadores genéticos llamados HLA-B27 y HLA-DR4. Un estudio de los antígenos HLA en 105 pacientes caucásicos estadounidenses no relacionados con artritis reumatoide descubrió que HLA-DR4 se observó en el 71% de los casos que mostraban una tendencia familiar de artritis reumatoide. También se encontró en el 63% de los casos no familiares. Esto se correlacionó con otro experimento similar realizado en pacientes escandinavos en Finlandia que también encontró altas frecuencias de DR2, DR3 y DR4 en pacientes con artritis. Estos estudios han permitido a la comunidad científica afirmar que la aparición familiar de artritis reumatoide podría estar en estos genes. Si un familiar ha presentado la condición, es mucho más probable que aparezca nuevamente en el árbol genealógico.

Otros tipos de artritis parecen estar menos influenciados por la genética y pueden ser el resultado de otros factores. La edad avanzada es la marca más común para los pacientes con artritis porque el cartílago del cuerpo humano naturalmente se vuelve más frágil a medida que envejecemos. Cuanto más envejecemos, más difícil es para nuestro cuerpo repararse a sí mismo. La osteoartritis se conoce como el "desgaste" común en las articulaciones del cuerpo y ocurre principalmente en personas entre 40 y 60 años. Dependiendo de otros factores de riesgo y opciones de estilo de vida, incluso puede manifestarse antes. Las mujeres son más propensas que los hombres a desarrollar osteoartritis, aunque la investigación no está clara por qué ese es el caso. Otras enfermedades autoinmunes, como la gota, tienden a correr más en los hombres.

La obesidad también es un factor de alto riesgo cuando se trata de desarrollar artritis. Aquellos que sufren de obesidad llevan un exceso de peso para controlar sus articulaciones, y eso agrega estrés a las articulaciones que soportan peso, como las rodillas, la columna vertebral y las caderas. El peso adicional afecta enormemente las articulaciones en esas áreas y la inflamación que ocurre puede desgastar gradualmente los tejidos articulares. ¡Las investigaciones indican que por cada libra extra de peso ganada, sus rodillas aumentan tres libras de estrés! ¡Cuando se trata de caderas, la proporción se convierte en una libra de peso a seis veces la presión sobre las articulaciones de la cadera! Los tejidos grasos también pueden producir proteínas que causan inflamación alrededor de las articulaciones. Las personas que tienen exceso de grasa corporal pueden encontrarse luchando con dolor y sensibilidad en sus articulaciones mucho antes que alguien que no es obeso. El cartílago en la unión de las articulaciones comienza a romperse mucho antes debido al exceso de peso que se ha convertido en una carga para su cuerpo. Es por eso que una de las primeras cosas que un médico le recetará a un paciente con sobrepeso que presente signos de artritis es la pérdida de peso. Implementar un estilo de vida saludable que promueva la pérdida de peso a veces puede ayudar a las personas a reducir sus síntomas de artritis. Pueden notar una diferencia en sus síntomas y más alivio que antes de tener los kilos de más.

Los factores de riesgo adicionales para contraer artritis incluyen lesiones previas o haber tenido infecciones durante algún momento de su vida. Cuando una articulación se rompe previamente, puede repararse de manera desigual a pesar de que la lesión parece estar curada. Esto es especialmente cierto para áreas sensibles como la muñeca y la articulación de la rodilla. Las lesiones óseas previas pueden afectar la estructura compleja del hueso y el cartílago, por lo que no reacciona de la misma manera cuando se enfrenta a compresión o impacto. Es posible que haya escuchado historias de alguien que se rompió la muñeca y luego muchos años después debido a una caída o un accidente automovilístico, se la rompe nuevamente en el mismo lugar. Esto se debe a que el punto de lesión se vuelve más vulnerable después de que se curó. No puede soportar hasta un segundo punto de impacto o compresión. Lo mismo es cierto para ciertas infecciones bacterianas o virales que pueden afectar las regiones de las articulaciones y los cartílagos. Las personas que experimentan una infección en las articulaciones o una infección por estafilococos tienen esas áreas de las articulaciones deterioradas y corren un mayor riesgo de desarrollar artritis incluso después de que la infección haya sido tratada. Incluso después de que la lesión haya cicatrizado, la reparación del cartílago nunca es la misma que antes. Podría haber fallas en el proceso de curación. El daño a las articulaciones se mantiene y los síntomas de la artritis pueden comenzar a mostrarse más temprano en la vida de estos pacientes.

También es importante comprender cómo ciertas elecciones de estilo de vida pueden generar un mayor riesgo de artritis. Las personas que tienden a vivir un estilo de vida de alta actividad deportiva o actividad física extrema pueden experimentar síntomas de artritis antes, como atletas profesionales, especialistas, etc. No solo las personas practican deportes de contacto, como fútbol o lucha, sino también deportes que coloque tensión repetida en las articulaciones, como ciclismo o carrera de larga distancia. La actividad repetida durante un período de tiempo puede romper las articulaciones y el cartílago lentamente y hacer que un atleta desarrolle artritis, incluso si aún no están cerca de la edad en que generalmente ocurre la artritis. Por el contrario, el ejercicio moderado tiende a minimizar los síntomas y en realidad puede dar al músculo más fuerza y firmeza. Los médicos alentarán a los pacientes a implementar una rutina de ejercicio corta en su día para aliviar el dolor y la hinchazón en las articulaciones. Es la actividad repetida a largo plazo en la que las personas pueden participar durante un turno de ocho horas al día en el trabajo que puede causar daños. Esto incluye incluso movimientos menores como empujar un carrito o escribir en un teclado. Es por eso que los trabajos que involucran trabajo manual o movimientos repetitivos instan a los empleados a detenerse a menudo por descansos como medida preventiva para tratar de minimizar el daño. Se insta a estos empleados a caminar o detener sus movimientos repetitivos durante al menos 15 a 30 minutos cada pocas horas para dar un descanso al cuerpo y aliviar esas articulaciones del estrés repetido.

A pesar de estos factores de riesgo y condiciones ambientales, es importante darse cuenta de que la artritis en sí es una condición común y que los científicos creen que todos los humanos algún día sufrirán. Es natural dado el desgaste de nuestros cuerpos y cuán frágiles nos volvemos a medida que envejecemos. Ya sea que haya antecedentes familiares o no, la artritis puede ser una condición con la que todos luchamos en nuestro futuro y una que vemos con nuestros seres queridos mayores viviendo ahora. El siguiente paso es educarnos sobre este trastorno para que podamos reconocer los signos y obtener ayuda según sea necesario. Ya sea que se trate de medicamentos, fisioterapia o suplementos adicionales, su cuerpo necesitará ayuda para combatir esta enfermedad. La incorporación de hábitos alimenticios saludables en su vida puede proporcionarle un poco de alivio del dolor, o al menos retrasar la degradación de sus huesos a medida que acumula más vitaminas y minerales.

Capítulo 4: Comprender la inflamación y la artritis

Para comprender adecuadamente la inflamación y el dolor articular resultante, es importante comprender cómo el sistema inmunológico del cuerpo usa la inflamación de manera normal. Como discutimos brevemente en el Capítulo 1, el sistema inmune del cuerpo compuesto principalmente de glóbulos blancos trabaja para combatir infecciones y bacterias. Es una parte del proceso de curación del cuerpo ya que las células trabajan en horas extras para luchar contra una infección. Es un sistema de defensa establecido por nuestro cuerpo para protegerse y los glóbulos blancos son la primera línea de ataque. Cuando son atacados, ya sea por una infección o una herida abierta de algún tipo, los glóbulos blancos reciben rápidamente hormonas del factor de crecimiento y envían nutrientes al área afectada. Se precipitan y combaten la infección e ingieren otros radicales extraños en el área. La hinchazón ocurre naturalmente porque el movimiento de las células sanguíneas y las hormonas al área también trae líquido. Es por eso que los nervios en el área se vuelven tan sensibles al tacto.

Cuando la inflamación ocurre naturalmente debido a la lucha contra una infección, es porque el cuerpo libera químicos en el torrente sanguíneo o en los tejidos afectados. Estos productos químicos aumentan el flujo de sangre al área y puede enrojecerse o calentarse. A veces, los químicos pueden derramar líquido alrededor de los tejidos y es entonces cuando ocurre la hinchazón. Los nervios en el área se sobre estimulan y se vuelve muy sensible al tacto. ¿Alguna vez ha notado esto cuando ha tenido una lesión? El área puede sentirse como ardor o picazón, y no puede evitar sentir una sensación de hormigueo como si quisiera rascarse. Esto se debe a que, en el área localizada de la lesión, las células trabajan juntas en tiempo extra para curarlo. Es la misma función que ocurre cuando tienes dolor de garganta. La inflamación en el área se debe al cuerpo que lucha contra una infección. Esto se llama inflamación aguda, que es simplemente el cuerpo que reacciona a un agente extraño o herida. Por lo general, una vez que la infección ha pasado, la inflamación desaparecerá y el área volverá a la normalidad.

Con la artritis inflamatoria, la inflamación se produce sin motivo. No hay infección o lesión presente que necesite curación: es simplemente el cuerpo girando sobre sí mismo y causando los síntomas de inflamación. Esos síntomas, como el dolor, la rigidez y la hinchazón, comienzan a afectar a un individuo en sus actividades diarias y el uso de las articulaciones. Finalmente, el aumento de la actividad en las articulaciones puede desgastar el cartílago en los huesos e incluso hacer que el revestimiento de las articulaciones se hinche. La inflamación incluso puede comenzar a ocurrir en el sitio de los órganos principales, como los ojos, los riñones, los pulmones o el corazón. Los síntomas de inflamación deben evaluarse de inmediato con un historial médico completo y un examen físico realizado. También se deben estudiar otras pruebas, como radiografías y análisis de sangre, para evaluar cuánto ha progresado el daño y si hay alguna forma de revertirlo. Este tipo de inflamación persistente a largo plazo se llama inflamación crónica y muchos trastornos autoinmunes entran en esta categoría. Asma, alergias, enfermedad inflamatoria intestinal, lupus, enfermedad de Crohn... todo esto cae en la categoría de enfermedades con inflamación crónica. El cuerpo envía por error, señales a los órganos para que se inflamen a pesar de que no existe ninguna amenaza. Los glóbulos blancos llegan al área y no encuentran ninguna amenaza, por lo que comienzan a atacar las propias células y tejidos del cuerpo.

Es difícil imaginar el fenómeno científico del dolor, pero la sensación de dolor es la respuesta del cuerpo para advertirnos sobre una lesión. En el caso de la artritis, hay una lesión en las articulaciones de la que el cuerpo se da cuenta y envía señales de alerta. El tejido dañado alrededor de las articulaciones libera sustancias químicas neurotransmisoras que transportan el mensaje hasta la médula espinal y el cerebro. El cerebro procesa la señal que recibió y envía una señal a los nervios motores para responder. Por ejemplo, cuando se corta, el mensaje se envía instantáneamente a su cerebro y aleja la mano.

Es importante tener en cuenta que las dolencias comúnmente conocidas de dolor muscular y dolor de espalda no están necesariamente relacionadas con la artritis y el dolor en las articulaciones. El dolor de los tejidos blandos se siente en los tejidos en lugar de en las articulaciones. Tiende a ocurrir cuando partes del cuerpo se usan en exceso repetidamente o debido a una lesión. El dolor de espalda puede deberse a muchos factores, como daño a los nervios, huesos, articulaciones, músculos o ligamentos. Si estos síntomas son temporales y pueden aliviarse fácilmente con medicamentos o un masaje, no entrarían en la categoría de inflamación crónica que continúa ocurriendo por un período de tiempo más largo.

Capítulo 5: Cómo manejar el dolor de artritis

La buena noticia es que la ciencia ha progresado rápidamente para combatir los tipos de artritis descubiertos. Estas enfermedades a menudo se diagnostican correctamente ahora en lugar de simplemente pasar por "huesos viejos y chirriantes", especialmente en pacientes de edad avanzada. Los tipos de artritis no inflamatorios frecuentemente se pueden tratar con analgésicos de venta libre. A menudo, un cambio en el estilo de vida, como la pérdida de peso, y una rutina de actividad física pueden ayudar a aliviar los síntomas.

De hecho, los médicos a menudo recetan fisioterapia para ayudar a los pacientes de artritis sedentarios o ancianos a familiarizarse gradualmente con la actividad física. Esto es especialmente cierto para los pacientes de edad avanzada que tienen dificultades para moverse y necesitan un impulso para incorporar un régimen de ejercicio en su estilo de vida. La fisioterapia individual está diseñada específicamente para lo que el paciente necesita y cuál es el mejor remedio para su condición. Ya sea que se trate de dolor en las articulaciones del brazo o de la rodilla, su terapeuta trabajará con usted para crear una rutina para ejercitar el área articular afectada. A veces, un terapeuta también puede usar técnicas de masaje o usar compresas de hielo o calor para aliviar el dolor.

La terapia con agua también es una excelente forma de terapia especializada que puede proporcionar facilidad a los pacientes. El agua soporta el peso de un individuo y ejerce menos presión sobre los músculos y las articulaciones. Proporciona resistencia a los músculos que a su vez los ejercita y los fortalece. Esto es muy útil para pacientes con sobrepeso y que recién comienzan a hacer ejercicio. ¡Le da a una persona, especialmente a una persona mayor, una firmeza y ligereza para ayudarla a sentirse más ágil de lo que podría haber tenido en años! Muchas personas piensan erróneamente que los ejercicios acuáticos son natación o buceo, pero ese no es el caso. En cambio, estos son simplemente ejercicios que se realizan mientras la persona está parada en el agua que está a la altura de la cintura o los hombros. Realizar regularmente ejercicios acuáticos puede ayudar a aliviar el dolor en los pacientes y mejorar el movimiento en las articulaciones de la cadera o la rodilla.

La terapia puede ser algo por lo que paga o es recetada por su médico si necesita una atención más especializada, pero cualquier médico recomendará cualquier ejercicio a la antigua. (Tenga en cuenta que esto varía de un caso a otro porque la artritis de una persona puede ser más grave o presentarse junto con otras enfermedades). El ejercicio se considera una de las mejores formas de controlar el dolor en pacientes con osteoartritis. Su dolor puede incluso reducirse si hacen ejercicio regularmente. Caminar es una de las mejores formas de hacer ejercicio sin agregar demasiado estrés en las articulaciones. Como ejercicio aeróbico, también fortalece el corazón y disminuye la presión arterial. En pacientes con artritis específicamente, tonifica los músculos que sostienen las articulaciones del cuerpo y, a medida que envejece, puede retrasar la pérdida de masa ósea. Los estudios han encontrado que las personas que tienen artritis pero que participaron fielmente en una rutina de ejercicios tenían menos probabilidades de necesitar cirugía de reemplazo de cadera en comparación con los pacientes con artritis que no hacían ejercicio. Los pacientes que hicieron ejercicio incluso informaron tener una mejor salud física en general y más flexibilidad y rango de movimiento.

Hay algunos tipos de ejercicios que se recomiendan para pacientes con artritis para ayudar a aliviar su dolor y la rigidez en sus movimientos.

- Ejercicios de flexibilidad: estos ejercicios se refieren al rango de movimiento con el que un paciente puede tener dificultades. Por ejemplo, la articulación no se mueve al movimiento completo que solía hacerlo antes. Tal vez alguien tiene dolor en la rodilla donde no puede estirar la pierna como solía hacerlo antes. Los ejercicios de flexibilidad se centran en estirar suavemente y expandir el rango de movimiento en esa articulación. Un terapeuta puede mostrarle primero qué tipo de ejercicios realizar y cómo estirar la articulación y los músculos circundantes, pero estos ejercicios se pueden realizar fácilmente en la comodidad de su hogar sin ayuda. Realizarlos regularmente puede ayudar a que la flexibilidad regrese en esas articulaciones. Es como dice el viejo refrán: ¡la práctica hace la perfección! Es posible que no recupere el rango de movimiento completo, pero ciertamente puede ser mejor que antes.

- Ejercicios de fortalecimiento: estos ejercicios trabajan para fortalecer los músculos. Los músculos fuertes trabajan para proteger las articulaciones del cuerpo. Cuanto más fuertes sean sus músculos, más amortiguación pueden proporcionar las articulaciones afectadas por la artritis. Los ejercicios de fortalecimiento se pueden realizar con un rango de pesos medio a ligero y se pueden unir a los pies para fortalecer los músculos de las piernas. Estos ejercicios también deben realizarse muchas veces a la semana para continuar ejercitando los músculos y desarrollar resistencia.

- Ejercicios de resistencia: también se denominan ejercicios aeróbicos porque fortalecen el músculo cardíaco. Estos ejercicios incluyen cosas como caminar, andar en bicicleta, nadar o usar la máquina elíptica o la cinta de correr. Actividades como esta, aumentan la resistencia de una persona y hacen que sus pulmones sean más eficientes. No solo eso, sino que también proporciona ejercicio físico para todo el cuerpo, lo que le permite estirar y ejercitar muchas articulaciones, músculos y ligamentos.

Cuando se trata de decidir con qué frecuencia debe hacer ejercicio, es importante que cada paciente siga el consejo de su fisioterapeuta o médico. En general, se deben realizar ejercicios de flexibilidad o de rango de movimiento todos los días para ayudar a la articulación a familiarizarse con los nuevos estiramientos. Se deben realizar otros ejercicios por un mínimo de 20 minutos varias veces a la semana, pero todo depende de qué tan vigoroso se realice el ejercicio. También es importante que los pacientes conozcan su propia artritis y la fragilidad de su condición. Dependiendo de la edad, la gravedad de la enfermedad y el rango de movimiento, sus actividades deben ajustarse a sus habilidades y estilo de vida. Por ejemplo, alguien de edad avanzada con artritis severa debería practicar un deporte de alto impacto, pero limitarse a sus ejercicios de flexibilidad. Alguien más joven aún puede correr o nadar algunas veces a la semana para mantener sus articulaciones y músculos fuertes y su corazón sano. Los pacientes con artritis querrán moverse lentamente y con cuidado en su rutina para evitar fracturas o lesiones. ¡Siempre asegúrese de calentarse y enfriarse con suficiente tiempo de estiramiento antes y después de hacer ejercicio para relajar adecuadamente sus músculos!

Hay muchas categorías de medicamentos que también ayudan con el dolor e inflamación en las articulaciones. Existen medicamentos antiinflamatorios no esteroideos que reducen el dolor y la inflamación. Estos tienden a estar disponibles sin receta, como Advil, Motrin y Aleve. Incluso están disponibles como cremas o parches para aplicarlos en el área problemática para mayor facilidad. Esto es ideal para viajar, o para aplicarse si va a estar sentado durante un largo período de tiempo. Los analgésicos son una categoría o medicamento que puede reducir el dolor de la artritis pero no afectará la inflamación. Tylenol, o acetaminofén, está disponible sin receta médica, pero los narcóticos como Percocet, Oxycontin o Vicodin solo pueden ser recetados por un médico. Antes de que un paciente progrese a medicamentos más fuertes que contengan oxicodona o hidrocodona, necesitaría haber luchado contra la artritis durante un período de tiempo más prolongado y no encontrar alivio con métodos alternativos. Debido a que estas drogas tienen propiedades adictivas, su uso debería ser monitoreado cuidadosamente por un médico.

Para la artritis asociada con la inflamación, los medicamentos antirreumáticos modificadores de la enfermedad funcionan para evitar que el sistema inmunológico se ataque a sí mismo y a las articulaciones, o al menos ralentizar el ataque. Estos medicamentos se recetan a pacientes con artritis reumatoide. Los corticosteroides suprimen el sistema inmunológico y trabajan para reducir la inflamación a la vista del dolor. Los pacientes con trastornos de inflamación más graves que se clasifican como trastornos autoinmunes deberían ser controlados cuidadosamente con pruebas periódicas y visitas al médico.

Como mencionamos en el capítulo anterior, la obesidad también es un factor de riesgo para la artritis. Debido a esto, tiene sentido que una de las primeras cosas que un médico le recete a un paciente obeso sea la pérdida de peso. Cuanto más peso corporal en exceso lleve, más rápido también puede ocurrir la progresión de la artritis. El cartílago en las articulaciones comienza a desgastarse más rápido como resultado del exceso de peso que ha estado llevando. Perder peso puede reducir el estrés en las articulaciones. Las personas a menudo notan una disminución en sus síntomas de artritis cuando pierden una cantidad significativa de peso y mantienen un estilo de vida que les quita el peso. Comienzan a sentirse mejor físicamente y experimentan un rango de movimiento más amplio que antes. Esto es simplemente para indicar que un paciente no debe ofenderse si un médico le recomienda perder peso. La investigación muestra que será beneficioso a largo plazo.

Capítulo 6: Hábitos Alimenticios Saludables

Para seguir una rutina de alimentación saludable para combatir su artritis, es importante saber qué tipo de dieta debe establecer. Debe asegurarse de comer alimentos ricos en nutrientes y evitar los refrigerios azucarados o grasosos que pueden causar inflamación o provocar un aumento de peso que exacerbaría aún más su artritis. La investigación sugiere que el tipo de dieta que está comiendo, junto con, si está haciendo ejercicio, puede jugar un factor importante en la progresión de su enfermedad y los síntomas que exhibe. No existe una cura mágica para estas enfermedades, pero una variedad de alimentos y una dieta equilibrada pueden beneficiar a una persona que tiene síntomas de artritis.

La investigación sobre pacientes e ingredientes lácteos no ha sido concluyente a pesar de la evidencia que muestra ambos lados. Un estudio de 2015 en el Journal of Nutrition encontró que comer productos lácteos aumenta la inflamación en un grupo de adultos seleccionados para la muestra. Un estudio similar encontró que los pacientes con osteoartritis que comían más lácteos tenían más probabilidades de necesitar cirugía para un reemplazo de cadera. Por otro lado, numerosos estudios muestran que comer más yogur y beber más leche puede reducir el riesgo de gota, una enfermedad autoinmune que mencionamos anteriormente que también muestra artritis. La evidencia conflictiva puede dejar a los pacientes desgarrados sobre cómo incorporar los lácteos en su dieta diaria.

La mayoría de las investigaciones han pintado los productos lácteos en una imagen positiva. Un estudio reciente de 2017 encontró que los lácteos tienen efectos antiinflamatorios beneficiosos, excepto en las personas que son alérgicas a la leche de vaca. Tenga en cuenta que "lácteos" no solo se refiere a la leche, sino también al helado, el queso y el yogur. Hay muchos alimentos a considerar en esa categoría. La buena noticia es que la investigación sobre el yogur ha vuelto consistentemente positiva. Los probióticos que contiene están asociados con una disminución de la resistencia a la insulina y una disminución de la inflamación en el cuerpo. Al igual que con cualquier otra dieta, la moderación es clave. Comer en exceso productos lácteos con alto contenido de grasa o productos endulzados no ayudará en términos de pérdida de peso, que también es muy importante para minimizar la inflamación.

Algunas personas encuentran que evitar ciertos alimentos puede reducir sus brotes artríticos. Por ejemplo, si cierto tipo de leche está asociada con síntomas negativos, puede probar una dieta de eliminación y dejar de comerla por un tiempo. Esto puede mostrarle cómo responde su cuerpo, y es posible que se sienta mejor sin leche de vaca.

Otro debate que ha surgido es el concepto de alimentos orgánicos. No hay pruebas sólidas de que el consumo de alimentos orgánicos pueda minimizar las posibilidades de contraer enfermedades autoinmunes o artritis. Pero puede tener sentido minimizar su exposición a productos químicos no deseados eligiendo una dieta orgánica. Cuando comes alimentos que provienen de granjas convencionales que usan hormonas o productos químicos, también estás ingiriendo eso cada vez que comes huevos, carne o queso. Pero además de eso, falacia lógica, no hay evidencia de que la comida convencional sea mala para las personas con artritis. Es importante que incluso si no está comprando productos orgánicos, sigue consumiendo una dieta llena de una variedad de frutas y verduras. Todas las frutas y verduras se deben lavar a fondo o en un enjuague de agua y vinagre para eliminar los residuos de pesticidas dañinos. Si puede permitírselo, intente comprar algunos productos orgánicos, como los que tienen pieles exteriores suaves que consume directamente, como duraznos, espinacas o pimientos. El consenso de los médicos ha sido que una porción de al menos 5 frutas y verduras al día se considera saludable para un paciente con artritis. Si le preocupan los posibles pesticidas u hormonas de crecimiento, la compra de alimentos orgánicos o sin OGM es una elección personal para usted.

Los antioxidantes en los productos tienden a combatir la inflamación y también son una fuente importante de nutrientes. Tener una variedad de frutas y verduras le brinda la capacidad de tomar más vitaminas y nutrientes. Intenta incorporar más verduras en tus bocadillos. Por ejemplo, si está comiendo un sándwich, en lugar de solo una rebanada de queso o algunas rebanadas de carne bajas en sodio, agregue algunas verduras para que también obtenga una porción de productos. Si está planeando una ensalada, intente agregar algunas frutas o nueces para aumentar las proteínas que está ingiriendo, ¡y sorprenda sus papilas gustativas!

Cuando se trata de opciones de carne y mariscos en su dieta, se recomienda el pescado, ya que proporciona una gran fuente de ácidos grasos antiinflamatorios omega-3. Se puede sustituir fácilmente por carne roja en su dieta, especialmente si está en riesgo de enfermedad alta o tiene colesterol alto. Si no está familiarizado con dónde comenzar a la hora de elegir pescado, ¡hay decenas de variedades para elegir! Si su supermercado local no tiene muchas opciones, intente encontrar un mercado local de pescado para encontrar opciones frescas. Evite las carnes procesadas que tienden a contener conservantes y tienen un alto contenido de sodio. Intente comprar más cortes magros de carne con grasa recortada. El pavo y el pollo también son sustitutos más saludables de la carne roja.

Deje espacio en su dieta para granos integrales como cereales y pastas. En lugar de arroz blanco que tiende a ser rico en carbohidratos, intente experimentar con alternativas como la quinoa o el trigo. Incluso puede encontrar pastas hechas de vegetales o garbanzos para que tengan menos almidones y azúcares. Asegúrese de leer los ingredientes cuando pruebe nuevos elementos para asegurarse de que está obteniendo la proteína que necesita, y que los elementos son bajos en azúcar y carbohidratos.

Pruebe y elimine los bocadillos envasados y procesados de su dieta. El contenido de azúcar y sal en estos productos causa problemas de salud y no es útil para un estilo de vida de pérdida de peso. Existen alternativas más saludables que tienen sus refrigerios a base de vegetales o legumbres, como chips de lentejas o garbanzos tostados. ¡Asegúrese de leer la etiqueta cuidadosamente cuando encuentre un nuevo refrigerio para asegurarse de que sea tan saludable como adictivo! Si su tienda de comestibles local no tiene muchas opciones saludables, es posible que tenga que encontrar una tienda de comestibles orgánicos local o navegar en línea para ver qué opciones están disponibles. Esto también incluye tener cuidado con los alimentos enlatados que compra. Debes asegurarte de drenar siempre el líquido en las latas y enjuagar los frijoles, la fruta o lo que sea que vayas a comer. Debes asegurarte de que las frutas se hayan conservado en su propio jugo, no en un jarabe azucarado que contenga calorías. Hay toneladas de frijoles enlatados y lentejas que son fáciles de almacenar y preparar para preparar una receta vegetariana rápida. Asegúrese de que el nivel de sodio sea del 5% o menos por porción.

Es importante tener en cuenta que no hay investigaciones que demuestren que seguir una dieta vegana o vegetariana podría ser la cura para la inflamación. De hecho, los estudios sobre esto han sido mixtos. Algunos estudios encontraron que las personas que seguían estrictamente una dieta vegetariana no tenían alivio del dolor o rigidez en las articulaciones en comparación con el grupo de control que seguía una dieta tradicional con carne. Otros estudios han encontrado que los pacientes que siguieron una dieta vegana durante meses a la vez tendieron a mejorar sus articulaciones inflamadas y menos rigidez en la mañana en comparación con el grupo de control. Con estos resultados mixtos, los médicos no lo instarán a seguir un estilo de vida vegano o vegetariano. Sin embargo, es importante tener en cuenta que un estilo de vida sin carne puede reducir los niveles de colesterol y presión arterial y disminuir las posibilidades de ser obeso. Pero también hay desventajas en estas elecciones de dieta. Los vegetarianos, y especialmente los veganos, tienden a tener niveles más bajos de vitaminas en la sangre, así como niveles bajos de calcio y ácidos grasos. Estas sustancias son cruciales para la salud ósea. Los vegetarianos también tienden a tener niveles más bajos de HDL, que es el "colesterol bueno".

Si está considerando hacer un cambio importante en su plan de dieta para ayudar con su inflamación o artritis, es importante que primero hable con su médico sobre los riesgos y las razones. Hay otras formas en que puede reducir su consumo de carne, como agregar un "lunes sin carne" a su horario semanal o incorporar un lado de verduras o una ensalada con más frecuencia. Si decide eliminar la carne por completo de su dieta, es posible que su médico deba realizar un análisis de sangre para ver si hay algún suplemento vitamínico que deba tomar por vía oral.

Alimentos que combaten la artritis

- Aunque no existe una cura directa para la artritis y es realmente un estilo de vida equilibrado de ejercicio, dieta y medicamentos, se cree que algunos alimentos combaten la artritis. Agregar estos elementos a su dieta regular podría aliviar sus síntomas de inflamación. ¡Aquí hay una lista para principiantes sobre lo que debe probar e incorporar a sus comidas!

- Pescado: el pescado es una fuente de alto contenido proteico y está repleto de ácidos grasos omega-3 que combaten la inflamación. Los médicos recomiendan consumir al menos 3 a 4 onzas de pescado dos veces por semana. Atún, caballa, arenque, salmón ... cualquiera que sea su favorito, intente cenarlo una o dos veces por semana para obtener los nutrientes que necesita.

- Tofu: si eres vegetariano y no tienes pescado o carne como fuente de proteínas, la soya como el tofu y el edamame son excelentes alternativas que también pueden proporcionar ácidos grasos omega-3. Estos sustitutos son ricos en proteínas pero bajos en grasas, lo que los convierte en un excelente sustituto.

- Aceite de oliva virgen extra: este aceite se consideraba un lujo en el pasado porque tiene propiedades medicinales similares a las drogas antiinflamatorias. Cuando se lucha contra la artritis, es importante incluso tener en cuenta el tipo de aceite de cocina que estamos usando. Incluyendo el aceite de oliva, el aceite de nuez, el aceite de cártamo y el aceite de aguacate también tienen propiedades que pueden reducir el colesterol y un alto contenido de ácidos grasos omega-3.

- Bayas: se ha investigado que las antocianinas tienen un efecto antiinflamatorio y pueden reducir la frecuencia de los ataques de gota en pacientes con ese trastorno autoinmune. Junto con estos beneficios para la salud, las antocianinas tienden a dar a las frutas su rico color púrpura o rojo, como en cerezas, fresas, arándanos y moras. ¡Toda la familia de las bayas!

- Lácteos: a pesar de lo que mencionamos anteriormente sobre los estudios realizados sobre los síntomas de los productos lácteos y la artritis, la leche, el queso y el yogur están repletos de vitamina D y calcio, que son esenciales para el cuerpo. Ambos son necesarios para aumentar la resistencia ósea, por lo que es importante que se consuman de forma moderada. Si eres intolerante a la lactosa o tienes sensibilidad a los lácteos, entonces tendrás que buscar sustitutos que funcionen para ti. Las verduras de hoja y las lentejas son un excelente sustituto para aquellos que pueden ser alérgicos a los lácteos.

- Ajo: los estudios han encontrado que las personas que comieron más alimentos de la familia allium, como la cebolla, el puerro y el ajo, mostraron menos signos de osteoartritis. El ajo crudo en sí tiene muchos beneficios para la salud, como reducir los niveles de azúcar en la sangre y regular la presión arterial. Sin embargo, debes probar y consumirlo en su forma cruda o semi-cocinada, ya que pierde muchas de esas propiedades una vez cocinado. Se ha descubierto que el ajo incluso bloquea la presencia de enzimas que dañan el cartílago en el cuerpo, lo cual es una gran noticia para los pacientes con artritis. Por lo tanto, pique un poco de ajo crudo y agréguelo como guarnición en su sopa o ensalada para obtener los beneficios que puede proporcionar.

- Brócoli: el brócoli es rico en vitaminas C y K, y contiene un compuesto llamado sulforafano que los investigadores creen que puede retrasar el progreso de la osteoartritis. También es rico en calcio, que es beneficioso para desarrollar huesos fuertes.

- Té verde: hemos estado escuchando durante años sobre los beneficios de esta bebida y los antioxidantes que proporciona al cuerpo. Los investigadores han estudiado el antioxidante epigalocatequina-3-galato (EGCG) que detiene la producción de moléculas que causan daño en las articulaciones en pacientes con artritis reumatoide. Si has sido un ávido bebedor de café, ¡prueba una taza de té verde!

- Cítricos: pomelos, naranjas, clementinas ... ¡lo que sea! La familia de los cítricos es rica en vitaminas y eso funciona para prevenir la artritis y mantener las articulaciones sanas en el cuerpo. Otro gran consejo es usar jugo de limón o lima fresco en las recetas en lugar del tipo concentrado.

- Nueces: las nueces son una de esas golosinas raras que son ricas en grasas buenas, por lo que se consideran "saludables para el corazón", con moderación, por supuesto. También contienen muchas vitaminas beneficiosas como calcio, zinc, vitamina E, proteínas y fibra. Son útiles si está tratando de perder peso porque un puñado de ellos puede ser muy abundante y le permite reducir las porciones que está consumiendo. Hay toneladas de opciones para que encuentres exactamente cuál es la nuez perfecta para ti. Pistachos, almendras, nueces, piñones, nueces de macadamia... ¡todo está ahí fuera! Sin embargo, asegúrese de consumir estas nueces en su forma cruda. Si se inclina más hacia la versión cubierta de chocolate o salada, entonces está cancelando los beneficios para la salud.

- Granos enteros: si bien la mayoría de las dietas lo instan a mantenerse alejado de los carbohidratos, los granos enteros son únicos porque proporcionan el efecto beneficioso de reducir los niveles de proteína C reactiva en la sangre. La proteína C reactiva tiende a encontrarse con signos de inflamación en el cuerpo y se asocia con un mayor riesgo de diabetes, artritis reumatoide e incluso enfermedades cardíacas. Incluir cosas como arroz, cereales integrales y avena baja en grasa en su dieta es una excelente manera de mantener bajos niveles de esta proteína en el torrente sanguíneo. La investigación ha demostrado que las personas que tenían menos porciones de granos enteros en su dieta tendían a tener mayores marcadores de inflamación. La fibra que se encuentra en los granos integrales también ayuda a perder peso.

- Frijoles: los frijoles son una fuente excelente y económica de vitaminas y minerales saludables como zinc, potasio, hierro y proteínas. Los frijoles y las legumbres son bien conocidos por los beneficios que brindan al sistema inmunológico. No tiene que crear una receta elegante si no sabe cómo incorporarlos a una comida, solo tenga frijoles enlatados a la mano y agregue un puñado a su ensalada o tazón de arroz. Los frijoles ya sean pintos o rojos, son especialmente buenos para mantener el corazón sano.

Alimentos que combaten la inflamación

Como se indicó anteriormente, no existe una cura directa para la artritis y se trata de manejar un estilo de vida saludable que incluya su dieta, ejercicio y medicamentos si es necesario. Los investigadores han descubierto que una dieta similar a una dieta mediterránea es realmente muy útil para combatir la inflamación. Esta dieta se compone de muchas verduras, pescado y el uso de aceite de oliva en lugar de un tipo diferente de aceite en la cocina. Hay algunos alimentos que han demostrado ser beneficiosos y pueden combatir los síntomas de la artritis. Agregar estos a su dieta regular podría aliviar sus síntomas. ¡Aquí hay una lista para principiantes de lo que debe intentar comprar e incorporar a sus comidas!

- Pescado: como se indicó anteriormente, el pescado es una excelente alternativa a la carne roja, especialmente en pacientes que también luchan contra el colesterol alto o corren el riesgo de sufrir enfermedades cardíacas. El pescado contiene altas cantidades de ácidos grasos omega-3 que trabajan para reducir las cantidades de interleucina-6 y proteína C reactiva (RCP) en el cuerpo. Estas dos proteínas están involucradas en la creación de inflamación en el cuerpo. La investigación alienta a los pacientes con inflamación a comer al menos 3 a 4 onzas de pescado dos veces por semana. Ya sea atún, sardinas, salmón, arenque o caballa... elija un tipo de pescado que disfrute más y dele un lugar en su menú semanal. A la parrilla, ahumado, frito... ¡las opciones son infinitas!

- Frutas coloridas: las antocianinas son antioxidantes que se encuentran naturalmente en frutas coloridas como las frambuesas, moras, cerezas y fresas. También se encuentra en grandes cantidades en vegetales de hoja como el brócoli, la col rizada y las espinacas. Estos trabajan para combatir naturalmente la inflamación en el cuerpo. Asegúrese de incorporar al menos 2 a 3 porciones de frutas y verduras en su día. Se trata de tener una variedad de esas frutas para que pueda ingerir naturalmente tantos antioxidantes como pueda. La sandía es especialmente beneficiosa porque contiene colina, un inhibidor que bloquea los signos de inflamación en la red de glóbulos blancos del cuerpo.

- Nueces o semillas: las nueces son excelentes bocadillos que están llenos de grasa monoinsaturados, o la "grasa buena" que funciona para combatir la inflamación en el cuerpo. Además de eso, están llenos de fibra y son muy abundantes. Son una gran adición a su dieta, especialmente si está tratando de reducir la cantidad que come durante el día. ¡Esto puede funcionar para llenarlo, combatir la inflamación e incluso puede ayudarlo a perder algunas libras! Hay toneladas de opciones saludables para las nueces, así que navegue por el pasillo de los bocadillos y vea cuáles son sus favoritos. ¡Hay nueces, pistachos, almendras o una combinación saludable de todo lo anterior! Asegúrese de elegir nueces naturales sin aditivos, azúcar o sal, lo que anularía el propósito de un refrigerio tan saludable. Intente comer un puñado de nueces al día para combatir la inflamación y aumentar sus niveles de colesterol "bueno".

- Frijoles: los frijoles son otra sustancia que naturalmente tiene compuestos antiinflamatorios y están repletos de antioxidantes. ¡Y también son muy rentables! Puede comprarlos ya preparados en latas o comprar una bolsa grande para guardar en su despensa. También contienen muchos nutrientes como ácido fólico, proteínas, hierro, potasio y zinc. También hay muchas variedades disponibles para que pueda elegir la que prefiera. Frijoles negros, frijoles pintos, garbanzos, frijoles rojos... esperamos que tenga uno favorito que pueda incorporar a su dieta al menos dos veces por semana.

- Aceite de oliva: hay una razón por la cual el aceite de oliva a veces se conoce como "néctar de los dioses". Contiene grasas monoinsaturadas saludables para el corazón y toneladas de antioxidantes naturales que trabajan para reducir la inflamación en el cuerpo. Solo unas pocas cucharaditas usadas en la cocina pueden ser suficientes para que obtenga los beneficios de este aceite milagroso. El aceite de oliva virgen extra se procesa menos y contiene aún más nutrientes que el aceite de oliva estándar. Sin embargo, puede ser caro, por lo que puede guardarlo para usar en ensaladas como aderezo o en sopas. Debe asegurarse de que al ingerir aceite de oliva lo mantenga a temperatura baja o ambiente. El alto calor destruye la estructura de los polifenoles en el aceite o los compuestos naturales que producen los beneficios para la salud que describimos. Evite usarlo para freír u hornear, pero asegúrese de incorporarlo en sus aderezos para ensaladas o agregar un poco a su pasta antes de una comida.

- Fibra: la fibra es otra fuente excelente que trabaja para reducir la inflamación en el cuerpo. Reduce la cantidad de proteínas C-reactivas (RCP) en el torrente sanguíneo (estas son una de las muchas proteínas que causan inflamación). La investigación ha encontrado que la ingesta de fibra a través de los alimentos funciona mejor para reducir los niveles de RCP que simplemente tomar suplementos de venta libre. Debido a esto, es importante que los pacientes tengan una dieta rica en fibra. Ya sea que provenga de vegetales (como papas, apio o zanahorias), frutas (plátanos, manzanas y naranjas) o de granos enteros (como avena o cereales ricos en fibra), asegúrese de tener una dieta rica en fibra. También puede preguntarle a su médico acerca de agregar un suplemento de fibra a su dieta si siente que no está comiendo lo suficiente.

- Cebollas: puerros, cebollas, ajos y cebollas verdes... todos estos miembros de la familia allium están relacionados con la disminución de la inflamación en el cuerpo. Las cebollas contienen quercetina, un compuesto que inhibe las histaminas que causan inflamación, como cuando tiene un ataque de alergia y sus pulmones se inflaman. Están llenos de antioxidantes beneficiosos y tienen muchos beneficios para la salud. No solo reducen la inflamación, sino que también reducen el riesgo de enfermedades cardíacas y reducen los niveles de LDL, que es el colesterol "malo" en el cuerpo. Intente incorporar cebollas en sus comidas, ya sea que la corte en cubitos y las agregue a sus verduras, las asa a la parrilla con su carne o las incluya en su pasta o sándwiches. Si no le gustan las cebollas crudas, siempre puede saltearlas con un poco de condimento, ¡pero tenga cuidado con la sal y el aceite!

- Beba con moderación: se cree que el resveratrol, un compuesto que se encuentra en el vino tinto, tiene efectos antiinflamatorios. Entonces, claro, tal vez una copa de vino tinto de vez en cuando puede tener efectos medicinales. Pero es importante recordar que las personas con artritis reumatoide deben limitar su consumo de alcohol, especialmente con medicamentos de dosis más altas. Si bebe, asegúrese de hablar con su médico sobre cuánto está bebiendo y si está bien con el medicamento que está tomando.

- Evite los alimentos procesados: todos sabemos que las papas fritas y otros refrigerios en el pasillo de la comida chatarra son deliciosos, pero la verdad es que estos refrigerios no lo ayudan a aliviar la inflamación. De hecho, la sal adicional en las papas fritas y otros refrigerios puede causar inflamación en el torrente sanguíneo a medida que su cuerpo lucha para procesar el aumento de sodio. De hecho, un estudio en la Universidad de Yale en 2013 mostró un mayor riesgo de tener artritis reumatoide si eran más propensos a una dieta salada. Este estudio aún no se ha confirmado con más investigaciones, pero cualquier médico puede confirmar que el exceso de sal no es bueno para el cuerpo. Un aumento en los alimentos procesados puede conducir a un aumento de peso que puede aumentar sus síntomas a medida que su cuerpo se adapta a las libras que lleva más. Aumentar algunas libras puede no sonar drástico para usted, pero las articulaciones del cuerpo tienen que compensar en exceso el nuevo peso. Evite estos alimentos procesados y trate de comer refrigerios saludables como nueces y granola integral para picar.

Alimentos que estimulan el sistema inmunológico

Si está buscando artículos que funcionen para fortalecer su sistema inmunológico, ¡aquí hay algunos alimentos que los investigadores descubrieron que tienen beneficios saludables! Siempre ayuda a fortalecer su sistema inmunológico y le brinda una mejor oportunidad de combatir las infecciones. Aunque hay muchos suplementos de venta libre, aquí hay algunos elementos que puede agregar a su dieta para obtener los mismos beneficios.

- Frutas cítricas: una amplia investigación ha demostrado que esta familia de frutas está cargada de grandes cantidades de vitamina C. Esto es especialmente necesario para el sistema inmunológico porque se cree que la vitamina C aumenta la producción de glóbulos blancos. ¿Células blancas de la sangre? Bueno, esos son los primeros "soldados" en la línea de defensa de su sistema inmunológico para protegerlo contra las infecciones. Las frutas cítricas populares incluyen toronjas, naranjas, mandarinas y clementinas. Además, no olvide usar lima y jugo de limón naturales y orgánicos siempre que pueda y en su cocina, en lugar de los concentrados.

- Pimientos: Aquí hay un dato curioso: ¡una onza de pimiento contiene el doble de vitamina C que una onza de fruta de la familia de los cítricos! Algo sobre el color que le da a este pimiento su calidad roja también le proporciona una cantidad sorprendente de vitamina C. Estos pimientos también están llenos de betacaroteno que mantiene la piel y los ojos saludables. Con una hermosa selección de colores disponibles, estos son excelentes para agregar a su ensalada. ¡Añaden algo de color a sus alimentos y también le brindan excelentes beneficios para la salud!

- Yogurt: el yogurt es una fuente natural de probióticos o bacterias "buenas" que viven en el intestino y ayudan a digerir los alimentos. No solo eso, sino que también funciona para aumentar la inmunidad. Sin embargo, debe estar seguro de que está evitando los yogures muy azucarados porque tienden a cancelar los beneficios positivos para la salud. Intente encontrar yogures con menos aditivos y desconfíe de los que vienen con fruta. ¡Siempre puede agregar su propia fruta o granola para asegurarse de obtener todos los beneficios para la salud!

- Jengibre: se encuentra que el jengibre reduce la inflamación y es perfecto para reducir el dolor de garganta o las glándulas inflamadas si está luchando contra un resfriado. ¡Imagínese tomar una taza caliente de té de jengibre cuando está en casa enfermo de fiebre! También se ha encontrado que reduce las náuseas y reduce el colesterol. Si no puede comer un trozo de jengibre crudo, tenga a mano una picadora o zester para que al menos pueda espolvorear sobre su pasta o ensaladas. Investigadores de la Universidad de Wisconsin encontraron algunas otras especias que también tienen propiedades antiinflamatorias: orégano, clavo, nuez moscada y romero. Si ya es un gran amante de las especias, intente incorporar más de estos en sus recetas. Si es un novato que simplemente intenta obtener los beneficios para la salud, experimente con estos nuevos sabores en sus comidas. ¡También puede encontrar algo delicioso y saludable!

- Pollo o pavo: junto con todos los demás beneficios para la salud de la carne blanca sobre la carne roja, el pollo y el pavo también contienen altas cantidades de vitaminas B-6. ¡Solo 3 onzas de carne blanca contienen casi la mitad de la cantidad diaria recomendada! Esta vitamina es una parte muy importante de las reacciones químicas que ocurren en el sistema inmunológico para formar nuevos glóbulos rojos y mantenerlos sanos. El caldo de pollo o la sopa hecha de huesos de pollo hirviendo también contiene nutrientes que ayudan con la inmunidad. ¡Hay una razón por la que dicen que la sopa de pollo es la mejor medicina!

- Mariscos: el zinc es un mineral importante que nuestro cuerpo necesita para instruir a nuestras células inmunes sobre cómo funcionar y contra qué infecciones combatir. ¡También es muy importante para curar heridas abiertas! Los mariscos son una categoría de mariscos que incluye langosta, almejas, mejillones y cangrejos. Tenga en cuenta que desea comer mariscos en dosis moderadas. Demasiado zinc en el torrente sanguíneo puede inhibir la función del sistema inmune. Los hombres deben tener alrededor de 11 miligramos por día, y las mujeres deben tener 8 miligramos.

- Té: un estudio de Harvard encontró que los participantes que bebieron al menos 5 tazas de té negro al día tenían casi 10 veces más interferones (proteínas que se señalan entre sí para combatir los virus) en el torrente sanguíneo que los participantes que tomaron una bebida placebo. L-teanina es un aminoácido que está presente en el té negro y verde. Si ya eres un ávido bebedor de té, trata de seguir este tipo de té. ¡Asegúrese de sacar todos los nutrientes que pueda de la bolsa de té antes de tirarla!

- Ajo: el ajo contiene naturalmente el ingrediente de la alicina que actúa para combatir infecciones y bacterias en el sistema inmunológico del cuerpo. Un estudio en Gran Bretaña encontró que de 146 personas que recibieron ajo o un placebo durante un período de 12 semanas, las que recibieron ajo tenían dos tercios menos de probabilidades de contraer un resfriado. Intente incorporar un diente o dos de ajo en sus comidas, incluso si lo está picando y agregando encima como adorno.

- Huevos: ya sabemos que los huevos son una fuente importante de proteínas, pero también son necesarios para un sistema inmunológico saludable. Los huevos son ricos en vitamina D que es importante para sus huesos. Una deficiencia de vitamina D puede aumentar sus posibilidades de infecciones de las vías respiratorias superiores durante el invierno e incluso trastornos inmunes como la diabetes. ¡Las células inmunes incluso tienen receptores celulares que buscan constantemente vitamina D en el torrente sanguíneo! Si bien también puede obtener vitamina D a través de la exposición al sol, es importante que coma muchos alimentos ricos en vitamina D, como pescado, carne de res y huevos, de modo que la incluya en su dieta incluso en la temporada de invierno. ¡Intente cambiar a una leche fortificada con vitamina D también!

- Pescado: lo hemos estado diciendo repetidamente, pero es la verdad: el pescado está lleno de toneladas de ácidos grasos omega-3 que trabajan para fortalecer el sistema inmunológico y potencialmente aliviar los síntomas de artritis e inflamación. La investigación ha encontrado que estos ácidos grasos pueden fortalecer los pulmones de un resfriado, reducir la inflamación e incluso protegerlo de la gripe. Independientemente del tipo de pescado que prefiera (¡y hay toneladas para elegir!), Asegúrese de comer pescado al menos dos veces por semana. Para los pacientes con colesterol alto y enfermedades del corazón, también es una gran alternativa a la carne roja.

Vegetales para incluir en su dieta

Si se concentra más en qué verduras comprar, aquí hay algunas sugerencias excelentes que están llenas de vitaminas y minerales beneficiosos. ¡Incluso podrían ayudarlo a fortalecer su sistema inmunológico si ya está luchando contra una enfermedad, o simplemente tratando de no resfriarse este invierno!

• Brócoli: lo hemos escuchado desde la infancia y eso es porque es la verdad: el brócoli es bueno para su sistema inmunológico. Tiene vitaminas A, E, C, fibra y antioxidantes naturales que trabajan para fortalecer el sistema inmunológico. Contiene altas cantidades de sulforafano, un antioxidante que lucha para reducir los niveles de NF-kB en el torrente sanguíneo. NF-kB es responsable de los brotes de inflamación en el cuerpo. La clave para obtener los mayores beneficios para la salud del brócoli es cocinarlo lo menos posible. Si puedes comerlo crudo, ¡incluso mejor! Si no, saltee ligeramente con una cantidad mínima de aceite y condimento. Otros vegetales crucíferos que están asociados con beneficios antiinflamatorios incluyen las coles de Bruselas, el repollo y la coliflor.

• Batatas: en lugar de las papas normales de piel morena, la batata en realidad contiene más betacaroteno que su cuerpo metaboliza en vitamina A el cual ayuda al sistema inmunológico. Los alimentos ricos en betacaroteno se identifican fácilmente por su pigmento naranja brillante: batata, zanahoria, calabaza y melón. Todas son excelentes fuentes para ayudar a su cuerpo a tomar vitamina A para ayudar a su sistema inmunológico. Una excelente manera de disfrutar su camote es cargarlo con otros alimentos saludables como una cucharada de crema agria, una pizca de especias de cúrcuma, hierbas y jugo de limón o lima.

• Espinacas: otro vegetal que nos persigue a algunos, desde nuestra mesa de la infancia, la espinaca está repleta de mucha vitamina C y otros antioxidantes que ayudan al sistema inmunológico a combatir las infecciones. Al igual que el brócoli, cuanto más crudo pueda consumirlo, más beneficios para la salud obtendrá. Si puede agregarlo crudo en su ensalada, esa es la mejor opción. Pero también puedes saltearlo ligeramente y tenerlo como un vegetal.

• Champiñones: los beneficios de los champiñones se han vuelto más conocidos en las últimas décadas y es un honor bien merecido que están recibiendo en el grupo de ensaladas. Numerosos estudios muestran que los hongos aumentan la producción de glóbulos blancos, lo cual es muy útil si está enfermo o lucha contra una enfermedad o infección. Se ha descubierto que el reishi, el maitake, los hongos shiitake y los hongos portobello ayudan a reforzar la inmunidad al máximo. Los hongos son bajos en calorías pero altos en vitaminas, lectinas y fenoles, todos los cuales trabajan juntos para luchar contra la inflamación en el cuerpo. Ya sea que esté en su pizza, salteada como acompañamiento o agregada a su pasta, asegúrese de incluir hongos en su dieta cuando pueda para obtener los beneficios que ofrecen. Cuanto menos cocido se pueda comer, mejor será para usted obtener su efecto antiinflamatorio completo.

• Kale: ¡Hay una razón por la cual este vegetal está en todas partes en estos días! La col rizada es una gran fuente de vitamina A que trabaja para fortalecer su sistema inmunológico en la lucha contra las infecciones. Ya sea en una ensalada o un batido, o simplemente agregado como una ocurrencia tardía en su pasta, intente incorporar algunas porciones de esto en su dieta durante la semana para obtener su ingesta recomendada de vitamina A. Al igual que las espinacas que mencionamos anteriormente, las verduras de hoja verde como la col rizada son una gran fuente de agentes antiinflamatorios. Entonces, si prefiere espinacas, col rizada, acelgas o rúcula, ¡asegúrese de incorporar algunos de estos vegetales en su dieta!

● Tomates: los tomates contienen altas cantidades de licopeno. Se ha encontrado que el licopeno reduce la cantidad de proteínas inflamatorias en el torrente sanguíneo. Un estudio de 2014 incluso encontró que las mujeres que bebieron jugo de tomate regularmente disminuyeron sus brotes de inflamación. Más útil que tomar suplementos de licopeno, la ingestión de tomates crudos y productos de tomate son más útiles para reducir la inflamación. Es importante tener en cuenta que el licopeno es un nutriente liposoluble, lo que significa que el cuerpo lo absorbe mejor cuando se combina con algo de grasa al mismo tiempo. Por lo tanto, los tomates son excelentes para combinar con un poco de pasta con queso, ¡o se agregan como cobertura a su pizza!

● Remolacha: el rico color rojo de la remolacha se debe a las altas cantidades de fitonutrientes que contiene el vegetal. Las remolachas tienen altas cantidades de minerales y vitaminas y contienen el aminoácido betaína. Se encuentra que la betaína ayuda a la función hepática, desintoxica las células de cualquier toxina en el medio ambiente y ayuda a las células a mantener su salud y función normal en el sistema inmune. Incluso se ha descubierto que protegen el cuerpo contra las enfermedades cardíacas y el cáncer, y se consideran un "alimento para el cerebro", o un alimento que ayuda a aumentar el flujo sanguíneo al cerebro. Intente incorporar remolachas en sus ensaladas e inclúyalas en su cajón de verduras.

● Soja: el tofu, el edamame y la leche de soya son excelentes maneras de absorber los beneficios saludables de los productos de soya. Las isoflavonas que están presentes en los productos de soya pueden estar relacionadas con una menor inflamación en pacientes y específicamente en mujeres. La soya también ayuda a mantener los huesos y el corazón saludables. Intente usar leche de soya cuando prepare batidos para poder disfrutar de los beneficios junto con todas las otras frutas y veegetales que está comiendo.

Guía de compras

Entonces, ¿qué consejos podemos darle para planificar una mejor dieta que con suerte pueda reducir los síntomas de artritis e inflamación en su vida? Es importante que sepa qué alimentos debe almacenar en su despensa y qué tipos de alimentos debe evitar por completo. ¡Aquí hay algunos consejos para comenzar cuando navega por los pasillos de las tiendas de comestibles!

- Frutas y vegetales frescos: hemos visto con los muchos ejemplos enumerados anteriormente que una gran variedad de frutas y vegetales consumidos, le permiten ingerir la mayor cantidad de vitaminas y minerales en su dieta. Intente encontrar productos frescos. Si no puede pagar productos orgánicos, está bien, pero intente comprar algunas cosas orgánicas, como vegetales de hojas verdes como la col rizada y las espinacas, o frutas de carne blanda donde se comerá la piel, como duraznos y ciruelas. Las frutas de diferentes colores también tienen diferentes propiedades beneficiosas, como frutas y vegetales rojos (manzanas, pimientos rojos, fresas), así como frutas y vegetales de piel más oscura (moras, berenjenas, arándanos), así que asegúrese de tener una variedad colorida de artículos. en su carrito de compras!

- Pollo y pavo: estos productos avícolas son excelentes alternativas a la carne roja, especialmente para pacientes que ya podrían estar luchando contra el colesterol alto o enfermedades del corazón. Intente encontrar cortes frescos y evite comidas congeladas procesadas o prefabricadas que podrían tener conservantes o altas cantidades de sodio.

- Pescado: los beneficios de los ácidos grasos omega-3 se han elogiado una y otra vez en este capítulo, por lo que le recomendamos que compre pescado en este viaje de supermercado. Ya sea atún, caballa, salmón o tilapia, explore sus opciones y recetas para que pueda incorporar pescado en sus comidas al menos dos veces por semana.

- Aceite de oliva: los beneficios del aceite de oliva son como el ibuprofeno, ¡pero naturalmente! Se encuentra que reduce la inflamación y reduce el dolor. Asegúrese de tener aceite de oliva para usar cuando cocine o como aderezo para ensaladas y pastas. Pruebe y encuentre marcas que vengan con un sello de aprobación como el Sello de aceite de oliva de América del Norte. Si puede derrochar en aceite de oliva virgen extra que es menos refinado, ¡incluso mejor! Pero el aceite de oliva regular debería convertirse en un elemento básico en su despensa.

- Granos y cereales integrales: intente encontrar granos integrales sin sodio ni aditivos. También busque cereales que contengan hierro o fibra, por lo que está alcanzando su límite de ingesta diaria sin necesidad de tomar suplementos de venta libre.

- Yogur y lácteos: a pesar de algunos estudios que tienen lácteos como síntomas agravantes de la artritis, los yogures, la leche y los quesos proporcionan muchos beneficios para la salud.

- Jengibre y ajo: como se indicó anteriormente, el jengibre y el ajo son dos sustancias que tienen ingredientes naturales que reducen la inflamación en el cuerpo. Intente incorporar estos dos alimentos en su dieta, ya sea ajo picado en una ensalada o jengibre triturado en sopas o ensaladas.

- Jugos: Como se mencionó anteriormente, muchos jugos de vegetales se han relacionado con una disminución de la inflamación, como el jugo de tomate y el jugo de remolacha. Es importante que estos jugos contengan menos azúcares y aditivos. Deben usar los ingredientes más orgánicos posibles. Ya sea que los prepare en casa o los encuentre en la tienda de comestibles, asegúrese de mantener la fruta o los vegetales en el estado más puro posible.

- Tés: se ha descubierto que el té verde a base de hierbas tiene propiedades antioxidantes y antiinflamatorias. Un estudio en la Universidad Estatal de Washington encontró que una molécula en el té verde funciona para atacar una proteína proinflamatoria que se encuentra en grandes cantidades en pacientes con artritis reumatoide. Es importante tener en cuenta que el té verde contiene trazas de vitamina K que pueden contrarrestar los anticoagulantes. Si toma anticoagulantes, es importante que hable con su médico antes de incorporar el té verde a su dieta.

- Evite los alimentos azucarados procesados: Lo sentimos, ¡pero la comida chatarra debe permanecer en la tienda! Si está tratando de mantener un estilo de vida saludable y promover la pérdida de peso, manténgase alejado de los refrigerios procesados cargados de azúcares o jarabe de maíz. Trate de encontrar alternativas que se clasifiquen como "refrigerios saludables", como chips de lentejas o palomitas de maíz sin sal.

Capítulo 7: Bebidas y batidos que reducen la inflamación

Como se discutió en el capítulo anterior, muchos alimentos, especialmente frutas y verduras, pueden combatir los síntomas de inflamación y artritis. Se trata de adaptar su dieta a una saludable llena de muchas grasas buenas y una variedad de vitaminas y minerales. También debes asegurarte de evitar las grasas trans, el alcohol y los azúcares que pueden causar brotes de inflamación. Debe desear aumentar los alimentos en su dieta que estén de acuerdo con su digestión y que sean útiles para combatir la inflamación.

Los batidos son una excelente manera de empacar muchas vitaminas y minerales en una sola taza. ¡Son fáciles de hacer y fáciles de llevar! Recopilar los ingredientes correctos es simple siempre que los tenga almacenados en su refrigerador y despensa. ¡Aquí es útil la guía de compras del capítulo anterior! Para que sea aún más fácil para usted en medio de una apretada agenda, incluso puede repartir los ingredientes y guardarlos en bolsas aptas para congelador para que sea tan fácil como verter y mezclar su batido.

Desea empacar sus bebidas con muchos de los ingredientes que mencionamos que pueden combatir los signos de inflamación. Aquí hay algunas adiciones que combinan bien con los batidos para ayudarlo a usted y a su salud.

√ Cúrcuma: esta especia asiática se ha vuelto muy popular en Occidente en los últimos años debido a sus enormes beneficios para la salud. Es conocido por reducir la inflamación crónica en el cuerpo al bloquear los químicos que desencadenan la inflamación. ¡Solo una cucharadita de esta especia es todo lo que necesita para obtener los beneficios, y agrega un color amarillo brillante a sus bebidas! Eso se debe a un pigmento llamado curcumina que se encuentra en la cúrcuma.

✓ Jengibre: esta es otra sustancia que reduce la inflamación. Puede que no parezca tan sabroso en un batido matutino, pero solo agregar unas pocas piezas pequeñas de jengibre puede tener un efecto beneficioso. Intente mezclarlo con otros ingredientes fuertes, como frutas que tienen azúcares naturales o leche de soya que puede cubrir el sabor. Es posible que tenga que hacer algunos experimentos para encontrar el equilibrio de sabor adecuado, ¡pero no omita este ingrediente!

✓ Bayas: son perfectas para un batido y funcionan naturalmente para combatir la inflamación en el cuerpo. Repleto de antioxidantes naturales y toneladas de vitaminas y minerales, ¡hay tantos para que elijas dependiendo de tus sabores favoritos! Los arándanos, las fresas, las frambuesas ... incluso las cerezas y las semillas de granada son una gran adición a cualquier batido. ¡Y son naturalmente dulces para que pueda reducir el azúcar que hubiera agregado!

✓ Semillas de chía: estas pequeñas semillas se han convertido en la estrella en muchos platos últimamente. A pesar de su tamaño, están llenos de ácidos grasos omega-3 que trabajan para combatir la inflamación en el cuerpo. Al aumentar la cantidad de ácidos grasos que comemos, esperamos ver que la inflamación se reduce. Asegúrese de incluir un puñado de estos en su batido. Son en su mayoría insípidos, ¡así que ni siquiera sabrás que están allí!

✓ Verdes: espinacas, col rizada, acelgas ... sí, un batido verde es sinónimo de un batido saludable porque es la verdad. Son ricos en antioxidantes y enzimas que ingresan al torrente sanguíneo y descomponen las moléculas que causan inflamación. Cuanto más crudos se consuman sus verduras, más efectivas serán. Asegúrese de incluir una taza de vegetales en su batido, es la mejor manera de tener su ingesta diaria. La col rizada se considera un superalimento porque es rica en muchas vitaminas y minerales, como riboflavina, hierro, magnesio y vitaminas A, K, B6 y C. Experimente con qué combinaciones y cantidades funcionan mejor para usted y cómo puede combinarlas con una mezcla de otras frutas y otras vegetales.

✓ Manzanas: aunque a veces las manzanas son examinadas en busca de otras frutas más dulces, se ha investigado que las manzanas rojas tienen antioxidantes en su piel que actúan como un antiinflamatorio natural. Los estudios incluso encontraron que las personas que comen de tres a cinco manzanas a la semana tienen un menor riesgo de desarrollar asma, que es una afección inflamatoria. ¡Puedes usar manzanas verdes si prefiere la acidez, pero no olvide algunas rodajas de manzana en su batido para obtener todos los nutrientes!

✓ Piñas: esta deliciosa fruta tropical es rica en vitamina C y una enzima llamada bromelina. ¡Esta enzima digiere otras proteínas, como las que causan problemas en el cuerpo al crear inflamación! Puede reducir la hinchazón, el dolor y los hematomas en el cuerpo y aliviar la artritis y la tendinitis. Si puede encontrar esto fresco, es una gran adición para incluir en sus batidos, ¡para los beneficios de la salud y el sabor! Si no, siempre puede encontrarlo enlatado, pero asegúrese de leer la etiqueta y encontrar el que tenga la menor cantidad de azúcar artificial.

✓ Nueces: al hacer su batido, asegúrese de agregar un puñado de nueces. Las almendras son ricas en ácidos grasos insaturados que trabajan para mantener las articulaciones lubricadas. Las nueces también contienen ácidos grasos similares que liberan ácidos para proteger al cuerpo de la pérdida ósea. Las nueces inhiben la producción de neurotransmisores que causan dolor e inflamación. Asegúrese de agregar nueces crudas y no saladas ni azucaradas.

✓ Kiwi: una fruta a la que no se le presta demasiada atención, investigaciones recientes han demostrado que los kiwis están repletos de antioxidantes y proteínas antiinflamatorias. ¡Son ricos en fibra, vitamina E, potasio, vitamina K y muchos otros! Son una fruta agria y ácida, por lo que si no puedes comerla cruda, es genial incluirla en tus batidos con otros ingredientes para equilibrar u ocultar el sabor.

¡Aquí hay algunas recetas geniales para comenzar a hacer batidos! Lo mejor de los batidos es que son muy versátiles y es fácil cambiar los ingredientes. Si no prefiere los arándanos, pruebe una baya diferente como las moras. Si no le gustan los pistachos, prueba las nueces. Estas recetas son para hacer 1 porción, así que si tiene invitados, ¡no dude en duplicarlos!

Batido de yogur griego: Este batido está lleno de proteínas, por lo que es perfecto como un tratamiento post-entrenamiento cuando el cuerpo está buscando proteínas para reconstruir el músculo. También es muy abundante, por lo que incluso puede reemplazar la cena si está tratando de perder peso y mantener un estilo de vida más saludable. Como se mencionó, no dude en usar las bayas que prefiera. Además, si tiene otro verde frondoso que le gusta más, puede cambiar la espinaca por col rizada.

.25 taza de yogur griego, natural, sin aditivos

1 taza de leche de nuez, como anacardo, almendra o soya

.25 taza de espinacas tiernas

.25 taza de arándanos

2 cucharadas de mantequilla de maní

.25 cucharadita de canela

unos cubitos de hielo

Batido Rojo de Fresa: Este batido está lleno de ingredientes dulces y agrios que están llenos de vitaminas y minerales. ¡El hermoso color rojo hace que ya se vea delicioso!

.5 taza de remolacha roja, pelada y picada

Un pequeño trozo de jengibre de media pulgada, pelado

.75 taza de jugo de arándano

.75 taza de fresas

Una pizca de canela

1 cucharada de miel orgánica

Unos cubitos de hielo si lo prefieres!

Batido de verano tropical: ¡Este batido es de un hermoso color amarillo y es tan delicioso que ni siquiera recordará lo bueno que es para su salud! Con deliciosas frutas tropicales, es el mejor regalo, especialmente en un caluroso día de verano

.

1 taza de mango, fresco o congelado

1.5 taza de agua fría

Unos cubitos de hielo

1 cucharadita de cúrcuma

Un pequeño trozo de jengibre de media pulgada, pelado

1 taza de piña, fresca o congelada

.5 cucharadita de aceite de coco

Batido de batata: Tanto la espinaca como la batata son vegetales saludables que pueden reducir la inflamación. También son una gran fuente de magnesio. Una deficiencia de magnesio puede provocar calambres musculares.

.5 taza de camote cocido

.5 taza de leche de almendras

.5 cucharadita de extracto de vainilla

un puñado de espinacas baby

1 cucharadita de miel

Una pizca de canela

Un pequeño trozo de jengibre de media pulgada, pelado

Media banana

Batido de Piña y Cúrcuma: Combinado con cúrcuma y jengibre, este batido de frutas es una herramienta poderosa para combatir la inflamación, ¡y es delicioso! Intente encontrar la fruta más fresca que pueda, pero si no puede, siéntase libre de experimentar con sustitutos.

Uan pequeño trozo de jengibre de media pulgada, pelado

1 cucharadita de cúrcuma

.5 taza de piña

.5 taza de mango

.5 taza de leche de coco

.5 cucharadita de extracto de vainilla

Una pizca de cardamomo en polvo (o canela, si no lo tiene)

Batido de aguacate y cítricos: Los aguacates son un superalimento y contienen altas cantidades de ácido fólico, vitamina C, vitamina E y más de una docena de otros nutrientes. Con algunos cítricos añadidos también, este batido está lleno de toneladas de vitamina C.

1 aguacate picado en trozos

Jugo de 1 naranja pequeña

Jugo de 1 limón pequeño

.5 cucharadita de extracto de vainilla

1 taza de leche de su elección

1 plátano

Unos cubitos de hielo

Batido de zanahoria y jengibre: Repleto de toneladas de ingredientes para combatir la inflamación, junto con una gran cantidad de vitamina C, este batido está lleno de antioxidantes y cumplirá algunas de sus porciones de frutas y vegetales para el día.

.5 taza de agua fría

Un pequeño pedazo de raíz de jengibre

Jugo de 1 limón pequeño

1 cucharadita de cúrcuma

.5 taza de zanahorias, peladas y picadas

.5 taza de piña, fresca o congelada

.5 taza de leche de su elección

1 plátano maduro grande

Batido de kiwi y jengibre: Este batido brilla sobre el poder curativo de los kiwis que se cree que tienen proteínas antiinflamatorias. Es una fruta picante, así que siéntase libre de agregar un puñado de bayas o una cucharadita de miel si siente que necesita endulzar el sabor. ¡Agregue nueces y también le da un impulso de grasas y proteínas saludables!

2 kiwis, pelados y picados

1 plátano maduro

Un pequeño pedazo de raíz de jengibre

4 cucharadas de anacardos

.5 taza de agua

Unos cubitos de hielo

1 cucharadita de semillas de chía

Batido de fresa y almendras: Un batido simple que consiste en bayas y almendras, esta es una excelente manera de obtener su ingesta diaria de frutas y algunas grasas "buenas" con un puñado de nueces. La leche de almendras es una gran leche para usar porque está llena de nutrientes y le da más sabor que la leche normal.

.5 taza de fresas

1 taza de leche de almendras, sin azúcar

.5 taza de jugo de naranja natural

.5 taza de yogurt, sin aditivos

Batido de coco y jengibre: Como compartimos en el capítulo anterior, el jengibre es conocido por sus propiedades antiinflamatorias medicinales. ¡Puede combatir las náuseas, los problemas digestivos y se cree que incluso detiene el crecimiento de las células cancerosas! Este es un excelente y simple batido para tener una buena porción de jengibre.

1 plátano maduro

.5 taza de leche de coco

Una pizca de canela

Una pizca de nuez moscada

5-10 pocas piezas de raíz de jengibre, aproximadamente una pulgada cada una, la cantidad depende de qué tan fuerte le guste el sabor

Batido de pepino y piña: Las piñas tienen un alto contenido de bromelina, que se ha estudiado y que inhibe la inflamación y el dolor. Con un toque de canela para regular el azúcar en la sangre, este es un gran regalo de sabores.

.5 taza de trozos de piña

2 pepinos pequeños, pelados y cortados en cubitos

.5 cucharadita de canela en polvo

.5 cucharadita de polvo de cúrcuma

Jugo de arándano verde: Este batido tiene solo tres ingredientes, pero cada uno tiene propiedades únicas para combatir la inflamación. Los arándanos contienen la mayor cantidad de antioxidantes en comparación con otras frutas y verduras, ¡y las espinacas son ricas en ácido fólico!

1 taza de arándanos, frescos o congelados

.5 taza de manzanas Fuji, peladas y picadas

1 taza de hojas de espinacas frescas

.5 taza de agua fría

Unos cubitos de hielo

Batido de sandía: Este batido es perfecto como un regalo de verano. Aunque la sandía se compone principalmente de agua, está llena de un poderoso antioxidante llamado licopeno. El licopeno trabaja para proteger la piel y los órganos internos y reduce la inflamación en el cuerpo al neutralizar los iones de radicales libres. Otros nutrientes trabajan para bloquear la enzima que causa dolor e inflamación en el cuerpo. ¡Asegúrese de elegir la sandía más madura que pueda encontrar para obtener todos los nutrientes que pueda!

3 tazas de sandía, sin piel y semillas, cortadas en trozos

7-8 hojas pequeñas de albahaca, frescas (use menos si es de mayor tamaño)

Jugo de media lima

Conclusión

¡Gracias por llegar hasta el final de la Dieta para la Artritis! Esperamos que al leer este libro se hayan respondido algunas de sus preguntas sobre la artritis y la inflamación. Estas son afecciones graves con las que millones de personas viven a diario, especialmente los ancianos. Ajustar la vida a esta enfermedad y la constante hinchazón o dolor acompañado de ella, puede ser devastador. Intentar mantener un estilo de vida activo si tenía uno anteriormente, puede convertirse en un desafío. Ya sea que simplemente esté buscando más información sobre estas afecciones o se pregunte sobre las causas, esperamos que este libro haya sido informativo para proporcionarle respuestas. Es importante tener en cuenta que a pesar de muchas causas potenciales de artritis, como los antecedentes familiares, las opciones de estilo de vida y la obesidad; la mayoría de los investigadores creen que la artritis es una enfermedad que el cuerpo humano eventualmente sucumbirá, sin importar cuán saludable o activo esté. Así es simplemente como se configura el cuerpo humano. Con el tiempo, el cartílago y las articulaciones comienzan a descomponerse debido al peso y las actividades del cuerpo.

Antes de hacer cualquier cambio en su ejercicio o dieta, debe hablar con su médico de atención primaria con respecto a su dolor de artritis. Pueden tener otras sugerencias en mente o informarle sobre cualquier conflicto relacionado con la medicación que está tomando. Cambiar a una dieta vegana o vegetariana también es un gran cambio y se debe consultar a un médico.

Si está buscando tomar decisiones más saludables en su dieta y comidas para aliviar los síntomas de la artritis y estimular su sistema inmunológico, esperamos haberle proporcionado algunos consejos excelentes para comenzar. Hemos proporcionado una gran lista de alimentos que puede incorporar más en su menú semanal. Los alimentos como el pescado, los frijoles, las frutas cítricas y los vegetales de hoja verde se deben comer varias veces a la semana. Las frutas y los vegetales especialmente son muy importantes, y si puede comprarlas orgánicas, es aún mejor. Los vegetales de hoja como la espinaca y la col rizada contienen una variedad de antioxidantes que bloquean las proteínas que indican inflamación. Incluso agregar solo un poco de ajo picado o jengibre a sus comidas también puede ser útil. ¡Y no olvide el aceite de oliva! Se sabe que este aceite tiene propiedades similares a las de los medicamentos y debe ser utilizado por pacientes con artritis en la preparación de sus comidas.

Cuando se habla de una dieta más saludable para la artritis, también es necesario eliminar los bocadillos procesados, salados o azucarados. Es especialmente importante si está tratando de perder peso para aliviar sus síntomas de artritis. El exceso de peso ejerce presión sobre las articulaciones del cuerpo y este estrés acelera el proceso de descomposición del cartílago. Los batidos son una excelente manera de empacar muchos ingredientes saludables en una bebida, por lo que obtiene tantos nutrientes como pueda en forma cruda. Con los ingredientes correctos, también pueden ser muy abundantes y ayudarlo a mantener un peso ideal si tiene dificultades con las comidas. ¡Hemos incluido casi una docena de recetas de batidos para que pueda elegir el regalo perfecto para su perfil de sabor!

¡Esperamos que este libro le haya dado algunas ideas sobre cómo comer una dieta más saludable con la esperanza de reducir su dolor e inflamación!